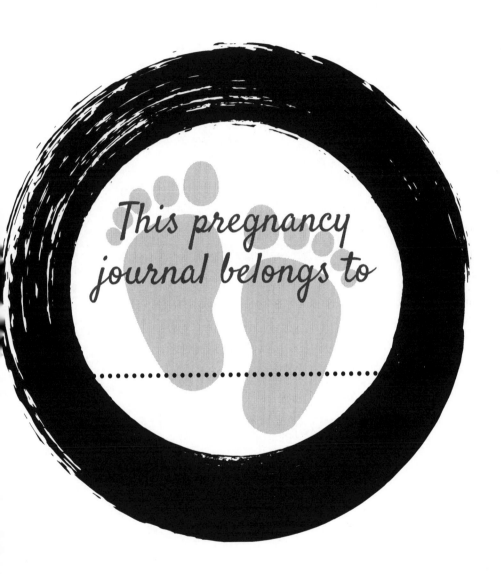

This pregnancy journal belongs to

....

DATE   /   /

WHAT I'M THINKING

HOW I'M FEELING

MESSAGE TO MY CHILD

DATE   /   /

WHAT I'M THINKING

HOW I'M FEELING

MESSAGE TO MY CHILD

DATE   /   /

WHAT I'M THINKING

HOW I'M FEELING

MESSAGE TO MY CHILD

DATE   /   /

WHAT I'M THINKING

HOW I'M FEELING

MESSAGE TO MY CHILD

DATE   /   /

WHAT I'M THINKING

HOW I'M FEELING

MESSAGE TO MY CHILD

DATE   /   /

WHAT I'M THINKING

HOW I'M FEELING

MESSAGE TO MY CHILD

DATE   /   /

WHAT I'M THINKING

HOW I'M FEELING

MESSAGE TO MY CHILD

DATE   /   /

WHAT I'M THINKING

HOW I'M FEELING

MESSAGE TO MY CHILD

DATE   /   /

WHAT I'M THINKING

HOW I'M FEELING

MESSAGE TO MY CHILD

DATE / /

WHAT I'M THINKING

HOW I'M FEELING

MESSAGE TO MY CHILD

DATE   /   /

WHAT I'M THINKING

HOW I'M FEELING

MESSAGE TO MY CHILD

DATE   /   /

WHAT I'M THINKING

HOW I'M FEELING

MESSAGE TO MY CHILD

DATE   /   /

WHAT I'M THINKING

HOW I'M FEELING

MESSAGE TO MY CHILD

DATE   /   /

WHAT I'M THINKING

HOW I'M FEELING

MESSAGE TO MY CHILD

DATE   /   /

WHAT I'M THINKING

HOW I'M FEELING

MESSAGE TO MY CHILD

DATE   /   /

WHAT I'M THINKING

HOW I'M FEELING

MESSAGE TO MY CHILD

DATE   /   /

WHAT I'M THINKING

HOW I'M FEELING

MESSAGE TO MY CHILD

DATE   /   /

WHAT I'M THINKING

HOW I'M FEELING

MESSAGE TO MY CHILD

DATE   /   /

WHAT I'M THINKING

HOW I'M FEELING

MESSAGE TO MY CHILD

DATE   /   /

WHAT I'M THINKING

HOW I'M FEELING

MESSAGE TO MY CHILD

DATE   /   /

WHAT I'M THINKING

HOW I'M FEELING

MESSAGE TO MY CHILD

DATE   /   /

WHAT I'M THINKING

HOW I'M FEELING

MESSAGE TO MY CHILD

DATE   /   /

WHAT I'M THINKING

HOW I'M FEELING

MESSAGE TO MY CHILD

DATE   /   /

WHAT I'M THINKING

HOW I'M FEELING

MESSAGE TO MY CHILD

DATE   /   /

WHAT I'M THINKING

HOW I'M FEELING

MESSAGE TO MY CHILD

DATE   /   /

WHAT I'M THINKING

HOW I'M FEELING

MESSAGE TO MY CHILD

DATE   /   /

WHAT I'M THINKING

HOW I'M FEELING

MESSAGE TO MY CHILD

DATE   /   /

WHAT I'M THINKING

HOW I'M FEELING

MESSAGE TO MY CHILD

DATE   /   /

WHAT I'M THINKING

HOW I'M FEELING

MESSAGE TO MY CHILD

DATE   /   /

WHAT I'M THINKING

HOW I'M FEELING

MESSAGE TO MY CHILD

DATE   /   /

WHAT I'M THINKING

HOW I'M FEELING

MESSAGE TO MY CHILD

DATE   /   /

WHAT I'M THINKING

HOW I'M FEELING

MESSAGE TO MY CHILD

DATE   /   /

WHAT I'M THINKING

HOW I'M FEELING

MESSAGE TO MY CHILD

DATE   /   /

WHAT I'M THINKING

HOW I'M FEELING

MESSAGE TO MY CHILD

DATE   /   /

WHAT I'M THINKING

HOW I'M FEELING

MESSAGE TO MY CHILD

DATE   /   /

WHAT I'M THINKING

HOW I'M FEELING

MESSAGE TO MY CHILD

DATE   /   /

WHAT I'M THINKING

HOW I'M FEELING

MESSAGE TO MY CHILD

DATE   /   /

WHAT I'M THINKING

HOW I'M FEELING

MESSAGE TO MY CHILD

DATE   /   /

WHAT I'M THINKING

HOW I'M FEELING

MESSAGE TO MY CHILD

DATE   /   /

WHAT I'M THINKING

HOW I'M FEELING

MESSAGE TO MY CHILD

DATE   /   /

WHAT I'M THINKING

HOW I'M FEELING

MESSAGE TO MY CHILD

DATE   /   /

WHAT I'M THINKING

HOW I'M FEELING

MESSAGE TO MY CHILD

DATE   /   /

WHAT I'M THINKING

HOW I'M FEELING

MESSAGE TO MY CHILD

DATE   /   /

WHAT I'M THINKING

HOW I'M FEELING

MESSAGE TO MY CHILD

DATE   /   /

WHAT I'M THINKING

HOW I'M FEELING

MESSAGE TO MY CHILD

DATE   /   /

WHAT I'M THINKING

HOW I'M FEELING

MESSAGE TO MY CHILD

DATE   /   /

WHAT I'M THINKING

HOW I'M FEELING

MESSAGE TO MY CHILD

DATE   /   /

WHAT I'M THINKING

HOW I'M FEELING

MESSAGE TO MY CHILD

DATE / /

WHAT I'M THINKING

HOW I'M FEELING

MESSAGE TO MY CHILD

DATE   /   /

WHAT I'M THINKING

HOW I'M FEELING

MESSAGE TO MY CHILD

DATE   /   /

WHAT I'M THINKING

HOW I'M FEELING

MESSAGE TO MY CHILD

DATE   /   /

WHAT I'M THINKING

HOW I'M FEELING

MESSAGE TO MY CHILD

DATE   /   /

WHAT I'M THINKING

HOW I'M FEELING

MESSAGE TO MY CHILD

DATE   /   /

WHAT I'M THINKING

HOW I'M FEELING

MESSAGE TO MY CHILD

DATE   /   /

WHAT I'M THINKING

HOW I'M FEELING

MESSAGE TO MY CHILD

DATE   /   /

WHAT I'M THINKING

HOW I'M FEELING

MESSAGE TO MY CHILD

DATE   /   /

WHAT I'M THINKING

HOW I'M FEELING

MESSAGE TO MY CHILD

DATE / /

WHAT I'M THINKING

HOW I'M FEELING

MESSAGE TO MY CHILD

DATE   /   /

WHAT I'M THINKING

HOW I'M FEELING

MESSAGE TO MY CHILD

DATE   /   /

WHAT I'M THINKING

HOW I'M FEELING

MESSAGE TO MY CHILD

DATE   /   /

WHAT I'M THINKING

HOW I'M FEELING

MESSAGE TO MY CHILD

DATE   /   /

WHAT I'M THINKING

HOW I'M FEELING

MESSAGE TO MY CHILD

DATE   /   /

WHAT I'M THINKING

HOW I'M FEELING

MESSAGE TO MY CHILD

DATE   /   /

WHAT I'M THINKING

HOW I'M FEELING

MESSAGE TO MY CHILD

DATE   /   /

WHAT I'M THINKING

HOW I'M FEELING

MESSAGE TO MY CHILD

DATE   /   /

WHAT I'M THINKING

HOW I'M FEELING

MESSAGE TO MY CHILD

DATE   /   /

WHAT I'M THINKING

HOW I'M FEELING

MESSAGE TO MY CHILD

DATE   /   /

WHAT I'M THINKING

HOW I'M FEELING

MESSAGE TO MY CHILD

DATE   /   /

WHAT I'M THINKING

HOW I'M FEELING

MESSAGE TO MY CHILD

DATE   /   /

WHAT I'M THINKING

HOW I'M FEELING

MESSAGE TO MY CHILD

DATE   /   /

WHAT I'M THINKING

HOW I'M FEELING

MESSAGE TO MY CHILD

DATE   /   /

WHAT I'M THINKING

HOW I'M FEELING

MESSAGE TO MY CHILD

DATE   /   /

WHAT I'M THINKING

HOW I'M FEELING

MESSAGE TO MY CHILD

DATE   /   /

WHAT I'M THINKING

HOW I'M FEELING

MESSAGE TO MY CHILD

DATE   /   /

WHAT I'M THINKING

HOW I'M FEELING

MESSAGE TO MY CHILD

DATE   /   /

WHAT I'M THINKING

HOW I'M FEELING

MESSAGE TO MY CHILD

DATE / /

WHAT I'M THINKING

HOW I'M FEELING

MESSAGE TO MY CHILD

DATE   /   /

WHAT I'M THINKING

HOW I'M FEELING

MESSAGE TO MY CHILD

DATE   /   /

WHAT I'M THINKING

HOW I'M FEELING

MESSAGE TO MY CHILD

DATE   /   /

WHAT I'M THINKING

HOW I'M FEELING

MESSAGE TO MY CHILD

DATE   /   /

WHAT I'M THINKING

HOW I'M FEELING

MESSAGE TO MY CHILD

DATE   /   /

WHAT I'M THINKING

HOW I'M FEELING

MESSAGE TO MY CHILD

DATE   /   /

WHAT I'M THINKING

HOW I'M FEELING

MESSAGE TO MY CHILD

DATE / /

WHAT I'M THINKING

HOW I'M FEELING

MESSAGE TO MY CHILD

DATE   /   /

WHAT I'M THINKING

HOW I'M FEELING

MESSAGE TO MY CHILD

DATE   /   /

WHAT I'M THINKING

HOW I'M FEELING

MESSAGE TO MY CHILD

DATE   /   /

WHAT I'M THINKING

HOW I'M FEELING

MESSAGE TO MY CHILD

DATE   /   /

WHAT I'M THINKING

HOW I'M FEELING

MESSAGE TO MY CHILD

DATE   /   /

WHAT I'M THINKING

HOW I'M FEELING

MESSAGE TO MY CHILD

DATE   /   /

WHAT I'M THINKING

HOW I'M FEELING

MESSAGE TO MY CHILD

DATE   /   /

WHAT I'M THINKING

HOW I'M FEELING

MESSAGE TO MY CHILD

DATE   /   /

WHAT I'M THINKING

HOW I'M FEELING

MESSAGE TO MY CHILD

DATE / /

WHAT I'M THINKING

HOW I'M FEELING

MESSAGE TO MY CHILD

DATE   /   /

WHAT I'M THINKING

HOW I'M FEELING

MESSAGE TO MY CHILD

WHAT I'M THINKING

HOW I'M FEELING

MESSAGE TO MY CHILD

DATE   /   /

WHAT I'M THINKING

HOW I'M FEELING

MESSAGE TO MY CHILD

DATE   /   /

WHAT I'M THINKING

HOW I'M FEELING

MESSAGE TO MY CHILD

DATE   /   /

WHAT I'M THINKING

HOW I'M FEELING

MESSAGE TO MY CHILD

DATE / /

WHAT I'M THINKING

HOW I'M FEELING

MESSAGE TO MY CHILD

WHAT I'M THINKING

HOW I'M FEELING

MESSAGE TO MY CHILD

DATE   /   /

WHAT I'M THINKING

HOW I'M FEELING

MESSAGE TO MY CHILD

DATE   /   /

WHAT I'M THINKING

HOW I'M FEELING

MESSAGE TO MY CHILD

DATE   /   /

WHAT I'M THINKING

HOW I'M FEELING

MESSAGE TO MY CHILD

DATE   /   /

WHAT I'M THINKING

HOW I'M FEELING

MESSAGE TO MY CHILD

DATE   /   /

WHAT I'M THINKING

HOW I'M FEELING

MESSAGE TO MY CHILD

DATE   /   /

WHAT I'M THINKING

HOW I'M FEELING

MESSAGE TO MY CHILD

DATE   /   /

WHAT I'M THINKING

HOW I'M FEELING

MESSAGE TO MY CHILD

DATE   /   /

WHAT I'M THINKING

HOW I'M FEELING

MESSAGE TO MY CHILD

DATE   /   /

WHAT I'M THINKING

HOW I'M FEELING

MESSAGE TO MY CHILD

DATE   /   /

WHAT I'M THINKING

HOW I'M FEELING

MESSAGE TO MY CHILD

DATE   /   /

WHAT I'M THINKING

HOW I'M FEELING

MESSAGE TO MY CHILD

DATE   /   /

WHAT I'M THINKING

HOW I'M FEELING

MESSAGE TO MY CHILD

DATE   /   /

WHAT I'M THINKING

HOW I'M FEELING

MESSAGE TO MY CHILD

DATE   /   /

WHAT I'M THINKING

HOW I'M FEELING

MESSAGE TO MY CHILD

DATE   /   /

WHAT I'M THINKING

HOW I'M FEELING

MESSAGE TO MY CHILD

DATE   /   /

WHAT I'M THINKING

HOW I'M FEELING

MESSAGE TO MY CHILD

DATE   /   /

WHAT I'M THINKING

HOW I'M FEELING

MESSAGE TO MY CHILD

DATE   /   /

WHAT I'M THINKING

HOW I'M FEELING

MESSAGE TO MY CHILD

DATE   /   /

WHAT I'M THINKING

HOW I'M FEELING

MESSAGE TO MY CHILD

DATE   /   /

WHAT I'M THINKING

HOW I'M FEELING

MESSAGE TO MY CHILD

WHAT I'M THINKING

HOW I'M FEELING

MESSAGE TO MY CHILD

DATE   /   /

WHAT I'M THINKING

HOW I'M FEELING

MESSAGE TO MY CHILD

DATE   /   /

WHAT I'M THINKING

HOW I'M FEELING

MESSAGE TO MY CHILD

WHAT I'M THINKING

HOW I'M FEELING

MESSAGE TO MY CHILD

DATE   /   /

WHAT I'M THINKING

HOW I'M FEELING

MESSAGE TO MY CHILD

DATE   /   /

WHAT I'M THINKING

HOW I'M FEELING

MESSAGE TO MY CHILD

DATE   /   /

WHAT I'M THINKING

HOW I'M FEELING

MESSAGE TO MY CHILD

DATE   /   /

WHAT I'M THINKING

HOW I'M FEELING

MESSAGE TO MY CHILD

DATE   /   /

WHAT I'M THINKING

HOW I'M FEELING

MESSAGE TO MY CHILD

DATE   /   /

WHAT I'M THINKING

HOW I'M FEELING

MESSAGE TO MY CHILD

DATE   /   /

WHAT I'M THINKING

HOW I'M FEELING

MESSAGE TO MY CHILD

DATE   /   /

WHAT I'M THINKING

HOW I'M FEELING

MESSAGE TO MY CHILD

DATE   /   /

WHAT I'M THINKING

HOW I'M FEELING

MESSAGE TO MY CHILD

DATE   /   /

WHAT I'M THINKING

HOW I'M FEELING

MESSAGE TO MY CHILD

DATE   /   /

WHAT I'M THINKING

HOW I'M FEELING

MESSAGE TO MY CHILD

DATE   /   /

WHAT I'M THINKING

HOW I'M FEELING

MESSAGE TO MY CHILD

DATE   /   /

WHAT I'M THINKING

HOW I'M FEELING

MESSAGE TO MY CHILD

DATE   /   /

WHAT I'M THINKING

HOW I'M FEELING

MESSAGE TO MY CHILD

DATE   /   /

WHAT I'M THINKING

HOW I'M FEELING

MESSAGE TO MY CHILD

DATE   /   /

WHAT I'M THINKING

HOW I'M FEELING

MESSAGE TO MY CHILD

DATE   /   /

WHAT I'M THINKING

HOW I'M FEELING

MESSAGE TO MY CHILD

DATE   /   /

WHAT I'M THINKING

HOW I'M FEELING

MESSAGE TO MY CHILD

DATE   /   /

WHAT I'M THINKING

HOW I'M FEELING

MESSAGE TO MY CHILD

DATE   /   /

WHAT I'M THINKING

HOW I'M FEELING

MESSAGE TO MY CHILD

DATE   /   /

WHAT I'M THINKING

HOW I'M FEELING

MESSAGE TO MY CHILD

DATE   /   /

WHAT I'M THINKING

HOW I'M FEELING

MESSAGE TO MY CHILD

DATE   /   /

WHAT I'M THINKING

HOW I'M FEELING

MESSAGE TO MY CHILD

DATE   /   /

WHAT I'M THINKING

HOW I'M FEELING

MESSAGE TO MY CHILD

DATE   /   /

WHAT I'M THINKING

HOW I'M FEELING

MESSAGE TO MY CHILD

DATE / /

WHAT I'M THINKING

HOW I'M FEELING

MESSAGE TO MY CHILD

DATE   /   /

WHAT I'M THINKING

HOW I'M FEELING

MESSAGE TO MY CHILD

DATE   /   /

WHAT I'M THINKING

HOW I'M FEELING

MESSAGE TO MY CHILD

DATE   /   /

WHAT I'M THINKING

HOW I'M FEELING

MESSAGE TO MY CHILD

DATE   /   /

WHAT I'M THINKING

HOW I'M FEELING

MESSAGE TO MY CHILD

DATE   /   /

WHAT I'M THINKING

HOW I'M FEELING

MESSAGE TO MY CHILD

DATE   /   /

WHAT I'M THINKING

HOW I'M FEELING

MESSAGE TO MY CHILD

WHAT I'M THINKING

HOW I'M FEELING

MESSAGE TO MY CHILD

DATE   /   /

WHAT I'M THINKING

HOW I'M FEELING

MESSAGE TO MY CHILD

DATE   /   /

WHAT I'M THINKING

HOW I'M FEELING

MESSAGE TO MY CHILD

DATE   /   /

WHAT I'M THINKING

HOW I'M FEELING

MESSAGE TO MY CHILD

DATE   /   /

WHAT I'M THINKING

HOW I'M FEELING

MESSAGE TO MY CHILD

DATE   /   /

WHAT I'M THINKING

HOW I'M FEELING

MESSAGE TO MY CHILD

DATE   /   /

WHAT I'M THINKING

HOW I'M FEELING

MESSAGE TO MY CHILD

DATE   /   /

WHAT I'M THINKING

HOW I'M FEELING

MESSAGE TO MY CHILD

DATE   /   /

WHAT I'M THINKING

HOW I'M FEELING

MESSAGE TO MY CHILD

DATE   /   /

WHAT I'M THINKING

HOW I'M FEELING

MESSAGE TO MY CHILD

DATE   /   /

WHAT I'M THINKING

HOW I'M FEELING

MESSAGE TO MY CHILD

DATE   /   /

WHAT I'M THINKING

HOW I'M FEELING

MESSAGE TO MY CHILD

DATE   /   /

WHAT I'M THINKING

HOW I'M FEELING

MESSAGE TO MY CHILD

DATE / /

WHAT I'M THINKING

HOW I'M FEELING

MESSAGE TO MY CHILD

DATE   /   /

WHAT I'M THINKING

HOW I'M FEELING

MESSAGE TO MY CHILD

DATE   /   /

WHAT I'M THINKING

HOW I'M FEELING

MESSAGE TO MY CHILD

WHAT I'M THINKING

HOW I'M FEELING

MESSAGE TO MY CHILD

DATE   /   /

WHAT I'M THINKING

HOW I'M FEELING

MESSAGE TO MY CHILD

DATE   /   /

WHAT I'M THINKING

HOW I'M FEELING

MESSAGE TO MY CHILD

DATE   /   /

WHAT I'M THINKING

HOW I'M FEELING

MESSAGE TO MY CHILD

DATE   /   /

WHAT I'M THINKING

HOW I'M FEELING

MESSAGE TO MY CHILD

DATE   /   /

WHAT I'M THINKING

HOW I'M FEELING

MESSAGE TO MY CHILD

DATE   /   /

WHAT I'M THINKING

HOW I'M FEELING

MESSAGE TO MY CHILD

DATE   /   /

WHAT I'M THINKING

HOW I'M FEELING

MESSAGE TO MY CHILD

DATE   /   /

WHAT I'M THINKING

HOW I'M FEELING

MESSAGE TO MY CHILD

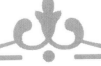

DATE   /   /

WHAT I'M THINKING

HOW I'M FEELING

MESSAGE TO MY CHILD

DATE   /   /

WHAT I'M THINKING

HOW I'M FEELING

MESSAGE TO MY CHILD

DATE   /   /

WHAT I'M THINKING

HOW I'M FEELING

MESSAGE TO MY CHILD

DATE / /

WHAT I'M THINKING

HOW I'M FEELING

MESSAGE TO MY CHILD

DATE   /   /

WHAT I'M THINKING

HOW I'M FEELING

MESSAGE TO MY CHILD

DATE   /   /

WHAT I'M THINKING

HOW I'M FEELING

MESSAGE TO MY CHILD

DATE   /   /

WHAT I'M THINKING

HOW I'M FEELING

MESSAGE TO MY CHILD

DATE   /   /

WHAT I'M THINKING

HOW I'M FEELING

MESSAGE TO MY CHILD

DATE   /   /

WHAT I'M THINKING

HOW I'M FEELING

MESSAGE TO MY CHILD

DATE   /   /

WHAT I'M THINKING

HOW I'M FEELING

MESSAGE TO MY CHILD

DATE   /   /

WHAT I'M THINKING

HOW I'M FEELING

MESSAGE TO MY CHILD

DATE   /   /

WHAT I'M THINKING

HOW I'M FEELING

MESSAGE TO MY CHILD

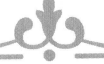

DATE   /   /

WHAT I'M THINKING

HOW I'M FEELING

MESSAGE TO MY CHILD

DATE   /   /

WHAT I'M THINKING

HOW I'M FEELING

MESSAGE TO MY CHILD

DATE   /   /

WHAT I'M THINKING

HOW I'M FEELING

MESSAGE TO MY CHILD

DATE   /   /

WHAT I'M THINKING

HOW I'M FEELING

MESSAGE TO MY CHILD

WHAT I'M THINKING

HOW I'M FEELING

MESSAGE TO MY CHILD

DATE   /   /

WHAT I'M THINKING

HOW I'M FEELING

MESSAGE TO MY CHILD

DATE   /   /

WHAT I'M THINKING

HOW I'M FEELING

MESSAGE TO MY CHILD

DATE   /   /

WHAT I'M THINKING

HOW I'M FEELING

MESSAGE TO MY CHILD

DATE   /   /

WHAT I'M THINKING

HOW I'M FEELING

MESSAGE TO MY CHILD

DATE   /   /

WHAT I'M THINKING

HOW I'M FEELING

MESSAGE TO MY CHILD

DATE   /   /

WHAT I'M THINKING

HOW I'M FEELING

MESSAGE TO MY CHILD

DATE   /   /

WHAT I'M THINKING

HOW I'M FEELING

MESSAGE TO MY CHILD

DATE   /   /

WHAT I'M THINKING

HOW I'M FEELING

MESSAGE TO MY CHILD

DATE   /   /

WHAT I'M THINKING

HOW I'M FEELING

MESSAGE TO MY CHILD

DATE   /   /

WHAT I'M THINKING

HOW I'M FEELING

MESSAGE TO MY CHILD

DATE   /   /

WHAT I'M THINKING

HOW I'M FEELING

MESSAGE TO MY CHILD

WHAT I'M THINKING

HOW I'M FEELING

MESSAGE TO MY CHILD

DATE   /   /

WHAT I'M THINKING

HOW I'M FEELING

MESSAGE TO MY CHILD

DATE   /   /

WHAT I'M THINKING

HOW I'M FEELING

MESSAGE TO MY CHILD

DATE   /   /

WHAT I'M THINKING

HOW I'M FEELING

MESSAGE TO MY CHILD

DATE   /   /

WHAT I'M THINKING

HOW I'M FEELING

MESSAGE TO MY CHILD

DATE   /   /

WHAT I'M THINKING

HOW I'M FEELING

MESSAGE TO MY CHILD

DATE   /   /

WHAT I'M THINKING

HOW I'M FEELING

MESSAGE TO MY CHILD

DATE   /   /

WHAT I'M THINKING

HOW I'M FEELING

MESSAGE TO MY CHILD

DATE   /   /

WHAT I'M THINKING

HOW I'M FEELING

MESSAGE TO MY CHILD

WHAT I'M THINKING

HOW I'M FEELING

MESSAGE TO MY CHILD

DATE   /   /

WHAT I'M THINKING

HOW I'M FEELING

MESSAGE TO MY CHILD

DATE   /   /

WHAT I'M THINKING

HOW I'M FEELING

MESSAGE TO MY CHILD

DATE   /   /

WHAT I'M THINKING

HOW I'M FEELING

MESSAGE TO MY CHILD

DATE   /   /

WHAT I'M THINKING

HOW I'M FEELING

MESSAGE TO MY CHILD

WHAT I'M THINKING

HOW I'M FEELING

MESSAGE TO MY CHILD

DATE   /   /

WHAT I'M THINKING

HOW I'M FEELING

MESSAGE TO MY CHILD

DATE   /   /

WHAT I'M THINKING

HOW I'M FEELING

MESSAGE TO MY CHILD

DATE   /   /

WHAT I'M THINKING

HOW I'M FEELING

MESSAGE TO MY CHILD

DATE   /   /

WHAT I'M THINKING

HOW I'M FEELING

MESSAGE TO MY CHILD

DATE   /   /

WHAT I'M THINKING

HOW I'M FEELING

MESSAGE TO MY CHILD

DATE   /   /

WHAT I'M THINKING

HOW I'M FEELING

MESSAGE TO MY CHILD

DATE   /   /

WHAT I'M THINKING

HOW I'M FEELING

MESSAGE TO MY CHILD

DATE   /   /

WHAT I'M THINKING

HOW I'M FEELING

MESSAGE TO MY CHILD

DATE   /   /

WHAT I'M THINKING

HOW I'M FEELING

MESSAGE TO MY CHILD

DATE   /   /   .

WHAT I'M THINKING

HOW I'M FEELING

MESSAGE TO MY CHILD

DATE   /   /

WHAT I'M THINKING

HOW I'M FEELING

MESSAGE TO MY CHILD

DATE   /   /

WHAT I'M THINKING

HOW I'M FEELING

MESSAGE TO MY CHILD

DATE   /   /

WHAT I'M THINKING

HOW I'M FEELING

MESSAGE TO MY CHILD

DATE   /   /

WHAT I'M THINKING

HOW I'M FEELING

MESSAGE TO MY CHILD

DATE   /   /

WHAT I'M THINKING

HOW I'M FEELING

MESSAGE TO MY CHILD

DATE   /   /

WHAT I'M THINKING

HOW I'M FEELING

MESSAGE TO MY CHILD

DATE   /   /

WHAT I'M THINKING

HOW I'M FEELING

MESSAGE TO MY CHILD

WHAT I'M THINKING

HOW I'M FEELING

MESSAGE TO MY CHILD

DATE   /   /

WHAT I'M THINKING

HOW I'M FEELING

MESSAGE TO MY CHILD

DATE   /   /

WHAT I'M THINKING

HOW I'M FEELING

MESSAGE TO MY CHILD

DATE   /   /

WHAT I'M THINKING

HOW I'M FEELING

MESSAGE TO MY CHILD

DATE   /   /

WHAT I'M THINKING

HOW I'M FEELING

MESSAGE TO MY CHILD

DATE   /   /

WHAT I'M THINKING

HOW I'M FEELING

MESSAGE TO MY CHILD

DATE   /   /

WHAT I'M THINKING

HOW I'M FEELING

MESSAGE TO MY CHILD

DATE   /   /

WHAT I'M THINKING

HOW I'M FEELING

MESSAGE TO MY CHILD

DATE   /   /

WHAT I'M THINKING

HOW I'M FEELING

MESSAGE TO MY CHILD

DATE   /   /

WHAT I'M THINKING

HOW I'M FEELING

MESSAGE TO MY CHILD

DATE   /   /

WHAT I'M THINKING

HOW I'M FEELING

MESSAGE TO MY CHILD

DATE   /   /

WHAT I'M THINKING

HOW I'M FEELING

MESSAGE TO MY CHILD

DATE   /   /

WHAT I'M THINKING

HOW I'M FEELING

MESSAGE TO MY CHILD

DATE   /   /

WHAT I'M THINKING

HOW I'M FEELING

MESSAGE TO MY CHILD

DATE   /   /

WHAT I'M THINKING

HOW I'M FEELING

MESSAGE TO MY CHILD

DATE   /   /

WHAT I'M THINKING

HOW I'M FEELING

MESSAGE TO MY CHILD

DATE   /   /

WHAT I'M THINKING

HOW I'M FEELING

MESSAGE TO MY CHILD

DATE   /   /

WHAT I'M THINKING

HOW I'M FEELING

MESSAGE TO MY CHILD

DATE   /   /

WHAT I'M THINKING

HOW I'M FEELING

MESSAGE TO MY CHILD

DATE   /   /

WHAT I'M THINKING

HOW I'M FEELING

MESSAGE TO MY CHILD

DATE   /   /

WHAT I'M THINKING

HOW I'M FEELING

MESSAGE TO MY CHILD

WHAT I'M THINKING

HOW I'M FEELING

MESSAGE TO MY CHILD

DATE   /   /

WHAT I'M THINKING

HOW I'M FEELING

MESSAGE TO MY CHILD

DATE   /   /

WHAT I'M THINKING

HOW I'M FEELING

MESSAGE TO MY CHILD

DATE   /   /

WHAT I'M THINKING

HOW I'M FEELING

MESSAGE TO MY CHILD

WHAT I'M THINKING

HOW I'M FEELING

MESSAGE TO MY CHILD

DATE   /   /

WHAT I'M THINKING

HOW I'M FEELING

MESSAGE TO MY CHILD

DATE   /   /

WHAT I'M THINKING

HOW I'M FEELING

MESSAGE TO MY CHILD

DATE   /   /

WHAT I'M THINKING

HOW I'M FEELING

MESSAGE TO MY CHILD

WHAT I'M THINKING

HOW I'M FEELING

MESSAGE TO MY CHILD

DATE   /   /

WHAT I'M THINKING

HOW I'M FEELING

MESSAGE TO MY CHILD

DATE / /

WHAT I'M THINKING

HOW I'M FEELING

MESSAGE TO MY CHILD

DATE   /   /

WHAT I'M THINKING

HOW I'M FEELING

MESSAGE TO MY CHILD

WHAT I'M THINKING

HOW I'M FEELING

MESSAGE TO MY CHILD

DATE   /   /

WHAT I'M THINKING

HOW I'M FEELING

MESSAGE TO MY CHILD

DATE   /   /

WHAT I'M THINKING

HOW I'M FEELING

MESSAGE TO MY CHILD

DATE   /   /

WHAT I'M THINKING

HOW I'M FEELING

MESSAGE TO MY CHILD

DATE   /   /

WHAT I'M THINKING

HOW I'M FEELING

MESSAGE TO MY CHILD

DATE   /   /

WHAT I'M THINKING

HOW I'M FEELING

MESSAGE TO MY CHILD

Made in the USA
Middletown, DE
15 July 2021

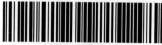